Reine BAHAYA MULUZINYERE

Cáries dentárias e factores associados:

Reine BAHAYA MULUZINYERE

Cáries dentárias e factores associados:

estudo com crianças de 5-6, 12 e 15 anos no Kivu Norte e Sul da República Democrática do Congo

Imprint
Any brand names and product names mentioned in this book are subject to trademark, brand or patent protection and are trademarks or registered trademarks of their respective holders. The use of brand names, product names, common names, trade names, product descriptions etc. even without a particular marking in this work is in no way to be construed to mean that such names may be regarded as unrestricted in respect of trademark and brand protection legislation and could thus be used by anyone.

Cover image: www.ingimage.com

This book is a translation from the original published under ISBN 978-620-6-69029-0.

Publisher:
Sciencia Scripts
is a trademark of
Dodo Books Indian Ocean Ltd. and OmniScriptum S.R.L publishing group

120 High Road, East Finchley, London, N2 9ED, United Kingdom
Str. Armeneasca 28/1, office 1, Chisinau MD-2012, Republic of Moldova, Europe
Printed at: see last page
ISBN: 978-620-8-13963-6

Dedico este livro

O meu amigo e marido Professor Alumeti Munyali Désiré

Os meus filhos Christian Anthonya Alumeti, Christelle Ambika Alumeti e Christophe Mukengere Alumeti.

Este livro é o fruto do vosso amor por Mim.

Os meus queridos pais, papá Elias Bahaya e mamã Marie-Rose M'Katembera

       Ao Professor Malick Faye

       Às famílias Alimeti e BAHAYA

       Para as famílias DIOP e DIA

       Para a família de Denis Mukwege

       A todos os amigos da nossa família

Às crianças do Kivu Norte e do Kivu Sul

Que este livro dê um novo fôlego aos problemas de saúde oral no Kivu do Norte e do Sul, na República Democrática do Congo.

Ao pessoal médico do Hospital Panzi e a toda a equipa da Universidade Evangélica em África, que este livro seja uma fonte de inspiração para o desenvolvimento de programas de saúde pública na nossa região.

(Rainha Muluzinyere BAHAYA)

AGRADECIMENTOS

Os autores gostariam de agradecer à Fondation Panzi / RDC e à Université Evangélique en Afrique pelo seu apoio financeiro. Gostariam também de agradecer aos diretores de vários hospitais e a toda a equipa do Departamento de Odontopediatria da Universidade Cheikh Anta Diop pelo seu apoio e participação no estudo.

Os nossos mais sinceros agradecimentos, pelas suas inestimáveis contribuições, a: -Prof. Denis M. Mukwege: Presidente do Conselho de Administração da Fundação Panzi / RD-Congo; Mail:dm-cabinet@ hopitaldepanzi.org

• Professor Malick Faye: Diretor de Odontologia Pediátrica na Universidade Cheikh Anta Diop (UCAD); Correio eletrónico: malick.faye@ucad.edu.sn

• Pr Ngongo Kilongo Fatuma, Reitor da Universidade Evangélica em África; Correio eletrónico: mangokifa@gmail .com

• Pr Mushagalusa Nachigera Gustave, Reitor Honorário da Université Evangélique en Afrique; Mail: nachigera@uea.ac.cd

• Pr Alumeti Munyali: Reitor da Faculdade de Medicina da Universidade Evangélica em África (UEA); Correio eletrónico: dr.alumetimunyali@gmail.com

• Pr Katcho Karhume: Reitor Honorário da Faculdade de Ciências Agrícolas e Ambientais da Universidade Evangélica em África; Correio eletrónico: kkatcho@yahoo.com

• Pr Charles Pilipili: Decano do Departamento de Odontostomatologia da Université des Montagnes- Bangangte - Camarões; Correio eletrónico: charles.pilipili@icloud.com

-Dr. Soukeye Ndoye: Professor Assistente no Departamento de Odontologia Pediátrica da Universidade Cheikh Anta Diop (UCAD); Correio eletrónico: souksbill@hotmail.com

- Dr.ª Grace M. Kadimanche: Cirurgiã dentária Hôpital Malkia wa Amani-Bukavu RDC; Correio eletrónico: kadimanchemukebayi@gmail .com

Gostaríamos de agradecer ao Dr. Agbor Ashu Michael, ao Ir. Yannick Mugumaarhahama e ao Prof. Bagalwa Mashimango pelo seu apoio.

ÍNDICE DE CONTEÚDOS

INTRODUÇÃO

A cárie dentária é uma doença multifatorial causada por uma alteração na composição do biofilme bacteriano, levando a um desequilíbrio entre os processos de desmineralização e remineralização (1). É a doença infantil mais comum, afectando 60-90% das crianças em idade escolar, e é responsável por milhões de dias de escola perdidos todos os anos (2). Está fortemente relacionada com os hábitos alimentares do paciente, a ingestão de açúcar, o fluxo salivar, os níveis de flúor salivar e o comportamento dentário preventivo (3,4). As pessoas que vivem em condições precárias continuam a ser as mais afectadas (5). Nos países desenvolvidos, a prevalência da cárie dentária está a diminuir devido à instalação de instalações dentárias locais e à introdução de programas de prevenção (6), ao passo que foi registado um aumento sem precedentes da prevalência nos países em desenvolvimento devido ao consumo crescente de alimentos açucarados, à exposição inadequada a fluoretos, a maus hábitos de escovagem dos dentes e à ausência de serviços dentários adequados (6, 7, 8). Ao contrário de outros grupos etários, os estudos entre os jovens ainda são raros e são realizados principalmente em países de alto rendimento (10). Existe pouca informação disponível sobre a prevalência da cárie dentária em crianças na República Democrática do Congo, particularmente nas províncias do Kivu do Norte e do Sul, e a maioria dos dados não está disponível nos motores de busca habituais (10, 11). As províncias do Kivu Norte e do Kivu Sul estão entre as mais pobres do país, com a instabilidade política e os conflitos armados a complicarem a sobrevivência quotidiana dos habitantes (12, 13). Os dados das pirâmides de saúde das zonas sanitárias de 2020 mostram que a população destas duas províncias é de 17881122 (14,15), enquanto os dados do Programa Nacional de Saúde Oral sobre as infra-estruturas e os recursos sanitários mostram que existem 22 instalações que prestam cuidados de saúde oral e 18 dentistas nas duas regiões, o que dá um rácio de 1:993.395 habitantes, em comparação com o rácio da Organização Mundial de Saúde de 1:10.000 habitantes (14,15). Em algumas partes destas províncias, o acesso a cuidados de saúde de qualidade é visto pela população como difícil de alcançar, quer devido ao baixo rendimento, quer devido ao afastamento ou mesmo à ausência de instalações de saúde (16,17). Existe uma necessidade significativa de cuidados de saúde oral, que não pode ser satisfeita devido a uma oferta de cuidados largamente inadequada e desigualmente distribuída.

Neste contexto, a prevalência, a gravidade e os factores associados à cárie dentária devem ser continuamente avaliados nestas duas regiões, utilizando índices de deteção adequados; isto permitirá travar e controlar a progressão da doença através da remineralização das lesões antes de estas progredirem para uma cavidade. Nas últimas décadas, foi desenvolvida uma grande variedade de novos métodos para medir a cárie numa população **(18,19)**. Estes incluem o Índice de Severidade de Cárie (CSI) recomendado pela Organização Mundial de Saúde (OMS) e o novo *Sistema Internacional de Deteção e Avaliação de Cárie* (ICDAS) **(20,22)**. Este índice ICDAS permite a recolha padronizada de dados sobre cáries em diferentes situações e permite uma melhor comparação entre estudos **(22,23)**. O ICDAS orgulha-se de fornecer dados cruciais para ajudar na tomada de decisões aquando da implementação de programas preventivos e terapêuticos. É igualmente utilizado no ensino dentário, na prática clínica, na investigação e na epidemiologia **(2, 20)**.

O objetivo deste livro é apresentar os resultados de dois projectos de investigação sobre cáries dentárias e factores associados em crianças no Kivu do Norte e do Sul.

O primeiro capítulo deste trabalho abordará os aspectos gerais da cárie dentária em crianças, abrangendo os mecanismos etiopatogénicos, os factores de risco envolvidos, os índices de cárie utilizados para descrever o estado de saúde de uma população e o tratamento da cárie dentária.

O segundo capítulo apresenta o cenário do estudo, Kivu Norte e Kivu Sul, na República Democrática do Congo.

Antes de concluir, o terceiro capítulo analisa a metodologia aplicada e os resultados obtidos em dois estudos distintos:

—Um estudo da frequência de cáries em crianças que frequentam clínicas dentárias em hospitais públicos e privados no Kivu Norte e Sul;

—Um estudo epidemiológico de base escolar para avaliar a prevalência e a gravidade da cárie dentária em crianças de 5-6, 12 e 15 anos no Kivu Norte e Sul, e para determinar os factores associados à cárie dentária em crianças nestas duas regiões.

CAPÍTULO I: INFORMAÇÕES GERAIS SOBRE A CÁRIE DENTÁRIA

As crianças são frequentemente afectadas por patologias como a cárie dentária, a doença periodontal, traumatismos e outras anomalias. Estas patologias podem ter consequências mais graves devido à imaturidade dos sistemas de defesa da criança, ao seu estado de crescimento e à menor mineralização dos dentes (**24**).

1. Definição

1.1. De acordo com a OMS

A cárie é definida como "um processo patológico localizado, de origem externa, que surge após a erupção, acompanhado de amolecimento dos tecidos duros e que evolui para a formação de uma cavidade" (**25**).

1.2. De acordo com o consenso do Grupo de Investigação Cariológica ORCA/IADR

A cárie dentária é uma doença dinâmica, multifatorial e não transmissível, modulada pela dieta e mediada pelo biofilme, que conduz a uma perda líquida de minerais nos tecidos dentários duros. É determinada por factores biológicos, comportamentais, psicossociais e ambientais. Como resultado deste processo, desenvolve-se uma lesão cariosa (**26**)

2. Epidemiologia

A cárie dentária é a doença crónica mais disseminada no mundo e constitui um importante problema de saúde pública (**27, 28**). É a doença mais comum na infância, afectando 573 milhões de crianças (**29,30**).

A prevalência mundial de cáries não tratadas em dentes permanentes é superior a 40%, em todas as idades combinadas, afectando 44% da população mundial em 2010, seguida da cefaleia de tensão (21%), enxaqueca (15%), periodontite (11%), diabetes (8%) e asma (5%) (**30, 31**).

Na RDCongo, foram efectuados poucos estudos sobre o estado da saúde oral das crianças. De acordo com o Programa Nacional de Saúde Oral (RDC), os dados de algumas unidades de saúde provinciais, de ONG que trabalham a nível comunitário e do trabalho de fim de ciclo de estudantes de medicina dentária (2011-2016) mostram uma elevada taxa de cáries dentárias no grupo etário dos 0-10 anos, seguido do grupo etário dos 11-19 anos (**32**).

O conhecimento da distribuição da cárie permite identificar os factores susceptíveis de modificar a sua incidência **(33)**. Uma vez confirmados pelos inquéritos analíticos, os factores de risco podem ser controlados pela epidemiologia de intervenção. Finalmente, a cárie dentária pode ser prevenida (prevenção primária), tratada (prevenção secundária) ou as suas complicações geridas (prevenção terciária) **(20)**.

3. Etiopatogénese da cárie dentária

Já em 1946, Keyes identificou três factores etiológicos principais no desenvolvimento do processo dinâmico da cárie: o hospedeiro, os factores microbianos e a dieta, aos quais Newbrun, em 1978, acrescentou o fator tempo **(34)**.

Atualmente, a cárie dentária é considerada uma doença multifatorial, mostrando a inter-relação entre factores biológicos e sociais **(35)**. (figura 1).

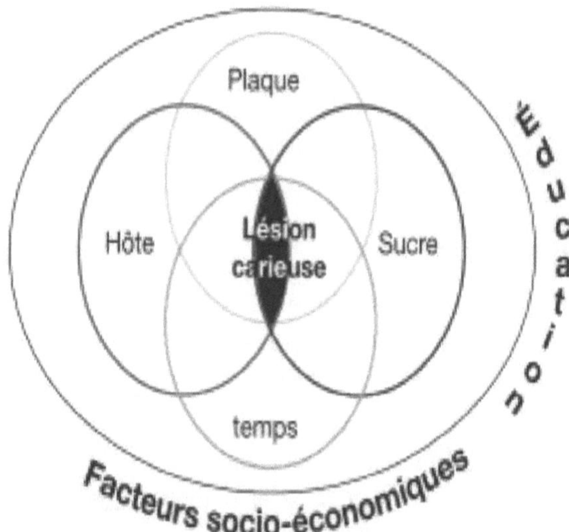

Figura 1: Diagrama de Keyes modificado por Newbrun e revisto por Reisne e Douglas (175).

4. Factores de risco no desenvolvimento de cáries

Desde então, tem sido incriminado um grande número de factores de suscetibilidade, levando a que a cárie seja considerada uma doença multifatorial (Figura 3).

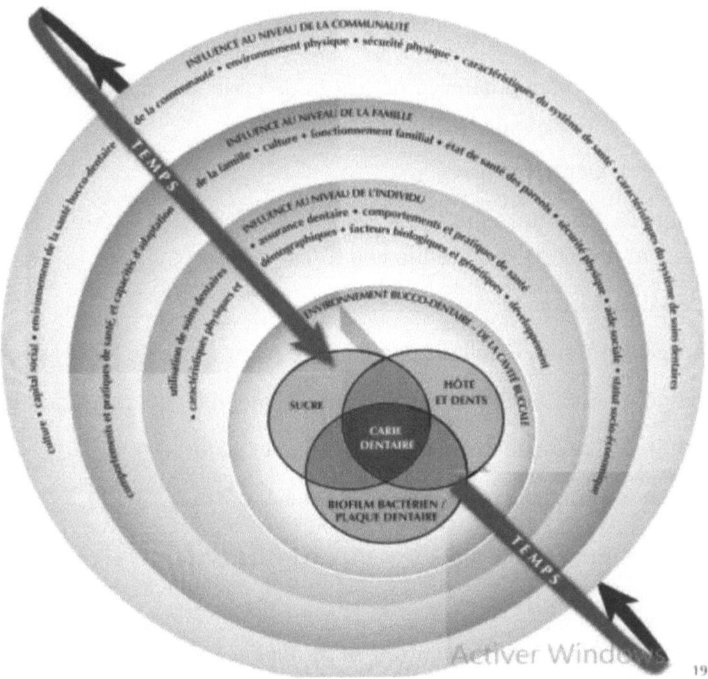

Figura 2: A cárie dentária é uma doença multifatorial: adaptado de Fisher-Owens, 2007 (35)

5. Índices de cárie

Os índices são utilizados para avaliar o estado de saúde oral de um indivíduo ou de uma população num determinado momento. Na maioria dos casos, são utilizados em estudos epidemiológicos publicados em todo o mundo. Estes índices permitem efetuar comparações no tempo ou no espaço, bem como evidenciar o nível de eficácia das medidas preventivas ou dos tratamentos aplicados (**36**). Para os fins deste livro, aplicaremos o índice ICDAS.

O índice ICDAS (*International Caries Detection Assessment System*) é recomendado pelo EGOHID (*European Global Oral Health Indicators Development*) porque melhora a deteção de lesões suspeitas de cárie que não podem ser detectadas utilizando o método CAD convencional.

O ICDAS tem a vantagem de fornecer dados cruciais para a escolha de programas preventivos e terapêuticos **(20)**.

Os códigos ICDAS para a deteção de lesões de cárie coronária variam de 0 a 6, dependendo da gravidade da lesão.

- Código 0: Dente saudável
- Código1: Primeira alteração visual do esmalte (visível apenas após secagem prolongada ou limitada a fossas e fissuras)
- Código 2: Alteração visual clara do esmalte
- Código 3: Fratura localizada do esmalte (sem sinais de lesões dentárias)
- Código 4: Área escura na dentina subjacente visível através do esmalte
- Código 5: Cavidade distinta com dentina exposta
- Código 6: Cavidade grande com dentina exposta

6. Tratamento terapêutico da cárie dentária

6.1. Cuidados preventivos

A maioria dos estudos clínicos centrou-se na avaliação da terapia à base de flúor, na utilização de selantes de fossas e fissuras ou no controlo da placa bacteriana. É uma função do risco individual de cárie (ICR) **(37)**.

6.2. Cuidados curativos

Apenas as lesões com cavitação são adequadas para o tratamento restaurador. Se a lesão já estiver desenvolvida, a nova abordagem conservadora, "dentisteria adesiva mínima", permite efetuar uma micropreparação da cavidade e controlar a colocação de adesivos e materiais.

CAPÍTULO II: APRESENTAÇÃO DO CONTEXTO DE ESTUDO: NORTE E SUL DO KIVU/RD CONGO

1. Situação física

As províncias do Kivu Norte e do Kivu Sul são o resultado da divisão do antigo Kivu em três províncias-testemunho, nomeadamente Maniema, Kivu Norte e Kivu Sul, através do Decreto-lei n.º 88- 031, de 20 de julho de 1988 (**38**) (Figura 3).

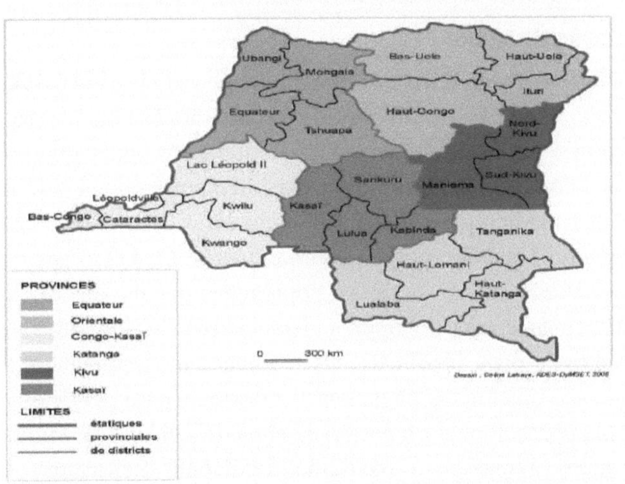

Figura 3: Norte e Sul do Kivu antes da divisão (39)

Goma é a capital da província de Kivu do Norte. É constituída por 6 territórios: Beni, Lubero, Rutshuru, Walikale, Masisi e Nyiragongo. ^{2}Cobre uma área de 59631 km e tem uma população estimada em 9.939.612 habitantes, 64% dos quais vivem em zonas rurais. As crianças com menos de 5 anos representam 20% da população e 57% têm menos de 18 anos. A dimensão média dos agregados familiares é de 6,0 (**40, 41**).

^{2}A província do Kivu do Sul ocupa 3% da superfície do país, ou seja, 69130 km. A sua população total em 2020 era de 7.941.510 habitantes, 47% dos quais viviam em zonas rurais. A província tem 22% de crianças com menos de 5 anos, 61% da população com menos de 18 anos e uma dimensão média dos agregados familiares de 5,9 (135). Tem oito territórios, incluindo Fizi, Idjwi, Kabare, Walungu, Kalehe, Mwenga Shabunda e Uvira, e cinco cidades, incluindo Kamituga, Shabunda, Uvira, Baraka e Bukavu, que é a capital da província (**42, 43**).

2. Condições de vida

O Kivu Norte e o Kivu Sul são das províncias mais pobres da RDC. As suas populações são muito jovens, com metade da população com menos de 18 anos. O sector agrícola assegura mais de 7 em cada 10 postos de trabalho (**41**). Há duas décadas que se confrontam com conflitos armados que provocaram deslocações maciças e recorrentes da população, graves violações dos direitos humanos e o colapso dos serviços sociais de base. A presença de numerosos grupos armados activos torna a situação de segurança extremamente violenta (**44**).

3. Organização de saúde

Tanto o Kivu Norte como o Kivu Sul têm 34 zonas sanitárias (**45,46**). Tal como noutras partes da RDC, as instalações de saúde são frágeis, os recursos são limitados e os profissionais de saúde são frequentemente pouco qualificados. Em 2009, a província do Kivu do Norte tinha 1 médico por cada 23 328 habitantes e a do Kivu do Sul 1 médico por cada 27 699 habitantes. Estas taxas são inferiores à norma da OMS de 1 médico por 10 000 habitantes. O acesso aos cuidados de saúde é muitas vezes difícil para as populações locais devido a barreiras financeiras e não financeiras (incluindo a distância entre o domicílio e o ponto de prestação de serviços e os conflitos). Os medicamentos essenciais são muitas vezes escassos e são efectuados pagamentos informais para cobrir os salários do pessoal, os custos operacionais e a gestão da zona de saúde (**47**). Muitas famílias, por falta de meios, recorrem à medicina tradicional (feiticeiros, fetichistas, curandeiros) ou a casas de oração (**40**).

4. Situação da saúde oral (SBD)

O Programa Nacional de Saúde Oral na RDC tem uma Coordenação Nacional ou Central, que ainda não tem uma sede, e Coordenações Provinciais.

O Kivu Norte e o Kivu Sul dispõem de 22 estruturas que prestam cuidados de saúde oral (**32**). No entanto, no contexto atual do país, os meios técnicos de que dispõem estes diferentes serviços e/ou consultórios são insuficientes para realizar plenamente as tarefas que lhes são confiadas.

Dos 716 dentistas existentes na RDC em 2019, 9 estavam no Kivu do Norte (um rácio de 1 dentista por 1 104 401 habitantes, em comparação com a norma da OMS de 1 por 10 000 habitantes) e 9 no Kivu do Sul (um rácio de 1 dentista por 882 390 habitantes)(**32**).

Há também um pequeno número de enfermeiros que recebem formação em saúde oral de alguns colegas nos seus consultórios dentários. (**32**)

CAPÍTULO III: CÁRIE DENTÁRIA E FACTORES ASSOCIADOS: UM ESTUDO SOBRE CRIANÇAS DO NORTE E DO SUL DO KIVU NA REPÚBLICA DEMOCRÁTICA DO CONGO

Estudo №1: Frequência de cáries dentárias em crianças: um estudo efectuado nos serviços dentários do Norte e do Sul de Kivu, na República Democrática do Congo.

1.1. INTRODUÇÃO

A cárie dentária tem uma incidência e prevalência elevadas e é uma das doenças mais difundidas no mundo **(48)**. Foram efectuados poucos estudos sobre a prevalência da cárie dentária em crianças de Kinshasa **(49)**.

No entanto, foram efectuados poucos estudos no Kivu Norte e no Kivu Sul **(50)**.

O objetivo deste estudo foi determinar a prevalência da doença cárie em crianças de 5, 12 e 15 anos que consultaram os serviços dentários de hospitais públicos e privados no Kivu Norte e Sul de 2009 a 2019.

1.2. METODOLOGIA

Este foi um estudo retrospetivo de crianças de 5, 12 e 15 anos que consultaram serviços dentários no Kivu Norte e Sul de 2009 a 2019. Estas diferentes idades foram selecionadas de acordo com as recomendações da OMS para inquéritos orais.

A OMS recomenda as seguintes idades e grupos etários: 5 anos para os dentes de leite, 12 anos, 15 anos, 35-44 anos e 65-74 anos para os dentes permanentes **(51)**.

A presença de um cirurgião-dentista e a existência de fichas ou registos de pacientes foram os critérios de escolha dos estabelecimentos.

A localização geográfica, a reputação e a vontade de colaborar com os investigadores levaram à seleção de 13 organizações públicas e privadas.

Foi pedida autorização prévia aos responsáveis dos serviços em causa.

Assim, foram incluídos no estudo os registos ou fichas dos doentes com 5, 12 e 15 anos de idade e corretamente preenchidos.

Os dados foram recolhidos dos registos através de uma ficha técnica previamente elaborada.

Foram obtidas informações sobre idade, sexo, morada, ano da primeira consulta, motivo da consulta e dados relativos ao exame clínico propriamente dito (diagnóstico, número e tipo de dentes cariados).

Os dados recolhidos foram introduzidos no Microsoft Excel 2013 e posteriormente analisados com recurso ao software SPSS versão 23. As variáveis quantitativas foram descritas pela sua média e desvio padrão. As variáveis categóricas (género, origem, tipo de dente) foram descritas pela sua frequência e número. O teste do qui-quadrado de Pearson foi utilizado para comparar proporções. Os resultados foram considerados significativos ao nível de 5% de incerteza (p < 0,05).

1.3. RESULTADOS

O estudo abrangeu 3 222 crianças, das quais 988 (30,7%) no Kivu Norte e 2 234 (69,3%) no Kivu Sul. A proporção entre os sexos foi de 0,82, ou seja, 1453 (45,1%) rapazes para 1769 (54,9%) raparigas. A amostra era constituída maioritariamente por crianças de 5 anos (54,7%), 94,85% das quais viviam em zonas urbanas (Quadro I).

Quadro I: Caraterísticas gerais da amostra

Caraterísticas	Kivu do Norte N (%)	Kivu do Sul N (%)	Total N (%)
Número de consultas	998 (30,7)	2234 (69,3)	3222 (100)
Género			
Feminino	550 (17,07)	1219 (37,83)	1769 (54,92)
Masculino	438 (13,6)	1014 (31,47)	1453 (45,08)
Idade (anos)			
Cinco	476 (14,77)	1288 (39,97)	1764 (54,75)
Doze	310 (9,62)	434 (13,46)	744 (23,09)
Quinze	202 (6,26)	512 (15,58)	714 (22,16)
Fonte			
Urbano	909 (92,00)	2118 (94,81)	3027 (93,95)
Suburbano	30 (3,04)	55 (2,46)	85 (2,64)
Rural	49 (4,96)	61 (2,73)	110 (3,41)

A cárie dentária foi a patologia mais frequente, com uma média de 58,7% (1890 crianças), seguida da má posição dentária (11,3% (968 crianças)).

A prevalência de cárie dentária nas duas províncias foi de 63,1% no Kivu Sul e 48,7% no Kivu Norte. Esta diferença foi estatisticamente significativa (P<0,05) (Tabela II).

Quadro II: Prevalência da cárie dentária nas províncias do Kivu Norte e do Kivu Sul

Caraterísticas	Prevalência de cáries	RP (IC 95%)	Valor de p
Kivu do Norte (n=988)	481 (48,7)	1	
Kivu do Sul (n=2234)	1409 (63,1)	1,18 (1,08-1,28)	<0,001
Total (**n=3222**)	1890 (58,7)		

***PR: Relatórios de prevalência**

Foi registada uma diferença estatisticamente significativa entre a cárie dentária e o ambiente de vida no Kivu Sul (p=0,027). No Kivu do Norte não se registou tal diferença entre o ambiente de vida e a ocorrência de cáries dentárias (p>0,05). No que respeita ao género, não se verificaram associações estatisticamente significativas em nenhuma das regiões.

Foi encontrada uma associação estatisticamente significativa entre a cárie dentária e a idade das crianças em ambas as províncias, com o risco de cárie a ser maior em crianças com 15 anos (Tabela III).

Tabela III: Associação entre as variáveis estudadas e a prevalência de cárie dentária

Caraterísticas	Caraterísticas	% de cáries dentárias	RP (IC 95%)	Valor de p
Kivu do Norte	Ambiente de vida			
	Suburbana (n=30)	19 (63,3)	1	
	Rural (n=49)	25 (51,0)	0,60 (0,23-1,52)	0,288
	Urbano (n=909)	437 (48,1)	0,53 (0,25-1,13)	0,100
	Total (n=988)	481 (48,7)		
Kivu do Sul	Ambiente de vida			
	Suburbana (n=55)	25 (45,5)	1	
	Rural (n=60)	30 (50,0)	1,20 (0,57-2,49)	0,627
	Urbano (n=2119)	1354 (63,9)	2,19 (1,24-3,63)	0,005
	Total (n=2234)	1409 (63,1)		
Kivu do Norte	Género			
	Mulheres (n=550)	275 (50,0)	1,06 (0,93-1,21)	0,370
	Homens (n=438)	206 (47,0)	1	
	Total (n=988)	481 (48,7)		
Kivu do Sul	Género			
	Mulheres (n=1220)	790 (64,7)	1,06 (0,99-1,13)	0,071
	Homens (n=1014)	619 (61,0)	1	
	Total (n=2234)	1409 (63,1)		
Kivu do Norte	Idade (anos)			
	5 (n=476)	222 (46,6)	1	
	12 (n=310)	149 (48,1)	1,03 (0,88-1,19)	0,715
	15 (n=202)	110 (54,5)	1,16 (1,09-2,36)	0,035
	Total (n=988)	481 (48,7)		
Kivu do Sul	Idade (anos)			
	5 (n=1288)	812 (63,0)	1	
	12 (n=434)	250 (57,6)	0,79 (0,83-1,00)	0,045
	15 (n=512)	347 (67,8)	1,27 (1,99-3,15)	0,003
	Total (n=2234)	1409 ,1)		

1.4. DISCUSSÃO

A cárie dentária é um problema de saúde pública mundial que afecta principalmente as populações mais desfavorecidas (**52, 53**).

A primeira parte do nosso trabalho consistiu em determinar a frequência de cáries dentárias em crianças no Norte e em Kivu através de um estudo retrospetivo.

Neste estudo, foi encontrada uma prevalência de cárie de 58,7%. Estes resultados foram semelhantes aos obtidos num estudo realizado no Canadá, onde 57% das crianças com idades compreendidas entre os 6 e os 11 anos apresentavam cáries, com uma média de 2,5 dentes afectados (**54**). No entanto, estes resultados são superiores aos encontrados por Martens et al, no serviço de urgência dentária da Universidade de Ghent, na Bélgica, em pacientes com idades compreendidas entre os 0 e os 16 anos (**55**) e aos de Tenenbaum et al, que encontraram uma prevalência de 42,9% em consultas de urgência em crianças com menos de 16 anos na região de Ile-de-France (**56**). No entanto, a prevalência obtida neste estudo é inferior à de Songo et al, que encontraram 79% e 77,9%, respetivamente, em crianças que frequentavam clínicas dentárias e a clínica universitária em Kinshasa (**57**). As diferenças observadas podem estar relacionadas com os métodos utilizados nos diferentes estudos e com os grupos etários considerados.

Entre as crianças, 54,9% eram do sexo feminino, com um rácio de 0,82, o que difere dos resultados encontrados por Songo et al. em Kinshasa (**47**). No nosso estudo, as crianças de 5 anos foram as mais afectadas (54,75%). Isto pode dever-se ao facto de, nesta idade, as crianças estarem no infantário e a maioria comer alimentos açucarados como lanches.

Mais de metade das consultas foram efectuadas em crianças de zonas urbanas. O acesso geográfico, a distância e o tempo de acesso, que levantam a questão da prestação de cuidados de saúde (**10**), poderiam explicar estes resultados. Por outro lado, um estudo realizado na Islândia relatou que as diferenças na prevalência de cárie observadas entre os indivíduos que vivem na capital e aqueles que vivem em locais fora da capital não eram estatisticamente significativas (**58**).

Foi registada uma diferença estatisticamente significativa na prevalência nas duas regiões. O estudo de Charles Balagizi et al. em 2018 revelou uma elevada concentração de flúor na água potável em torno do vulcão Nyiragongo, o que explicaria uma menor prevalência de cáries dentárias no Kivu do Norte do que no Kivu do Sul (**59**).

Neste estudo, a presença de cárie estava principalmente relacionada com a idade, sendo o risco de cárie mais elevado nos jovens de 15 anos em ambas as regiões.

Foi observada uma diferença estatisticamente significativa entre a cárie dentária e o ambiente de vida no Kivu do Sul, com um risco elevado entre as crianças que vivem em zonas urbanas. Práticas alimentares inadequadas (lanches, consumo excessivo de sumos) em crianças urbanas podem explicar esta suscetibilidade. Estas observações são confirmadas por Aidara AW e Bourgeois no Senegal, que apresentaram resultados que corroboram a influência da idade e do ambiente de vida na cárie dentária (20).

Um estudo canadiano mostrou que a taxa de cáries dentárias em crianças de famílias com baixos rendimentos era 2,5 vezes superior à das famílias com rendimentos elevados (176). De acordo com o mesmo estudo, uma grande parte do peso das doenças dentárias nas crianças estava concentrada em grupos desfavorecidos, ou seja, famílias com baixos rendimentos e aborígenes.

1.5. CONCLUSÃO

Os resultados deste estudo inicial mostraram uma elevada prevalência de cáries dentárias em crianças de 5, 12 e 15 anos que frequentam clínicas dentárias no Kivu Norte e Sul.

Estudo № 2: Prevalência, gravidade e factores associados à cárie dentária em crianças com idades entre 5-6, 12 e 15 anos no Kivu Norte e Sul.

2.1. INTRODUÇÃO

Os dados sobre a prevalência e a gravidade da cárie dentária em crianças e adolescentes no Kivu do Norte e do Sul são escassos.

O objetivo deste estudo foi avaliar a prevalência, a gravidade e os factores associados à cárie dentária no Norte e no Sul do Kivu, utilizando o índice ICADS.

2.2. METODOLOGIA

O inquérito foi um estudo regional, transversal, realizado de março a agosto de 2021 entre crianças de 5-6, 12 e 15 anos nas 2 capitais (cidades principais) destas províncias e em 9 territórios.

O estudo decorreu em escolas do ensino pré-escolar, básico e secundário. O estudo foi realizado de acordo com as recomendações da OMS para inquéritos de saúde oral **(61)**, ajustadas ao contexto do ambiente. Estas recomendações sugerem três tipos de comunidade: urbana, periurbana e rural, com 12 locais, incluindo 4 locais na capital, 2 locais em 2 grandes cidades e 4 em áreas rurais localizadas em diferentes regiões **(61)**. No presente inquérito, os locais são escolas escolhidas nas capitais e em vários territórios do Kivu Norte e Sul.

O inquérito abrangeu os alunos de 5, 12 e 15 anos inscritos em 20202021. O inquérito incidiu sobre os alunos de 6 anos das escolas primárias das zonas periurbanas e rurais, devido ao reduzido número de estabelecimentos de ensino pré-escolar frequentados por crianças de 5 anos.

Tratou-se de um inquérito transversal com três níveis de amostragem intencional com base na acessibilidade e na segurança, visando a capital ou os territórios da lista dos diferentes territórios de cada província e os alunos das escolas selecionadas. Certas questões de segurança, saúde e acessibilidade levaram a que fossem efectuados alguns ajustamentos a estas recomendações.

Dado que a maior parte das grandes cidades destas duas províncias são inacessíveis devido à situação de segurança e sanitária (vírus Ébola, *etc.*), os locais foram escolhidos de acordo com os três tipos de comunidade sugeridos pela OMS: urbana, periurbana e rural. Foram selecionadas 12 escolas em cada uma das duas províncias: 4 escolas urbanas na capital (cidade capital), 4 nas zonas periurbanas e 4 nas zonas rurais, o que perfaz um total de 24 escolas nas duas províncias.

A escolha das escolas baseou-se também no consentimento das autoridades escolares, nas inscrições e na acessibilidade. As amostras foram recolhidas em escolas públicas e privadas. Os alunos foram selecionados nestas escolas com base na idade (5-6, 12 e 15 anos) e no consentimento dos pais para participarem no estudo. Caraterísticas como a ausência no momento do inquérito ou a recusa em participar no estudo justificaram a não inclusão no estudo.

Os dados foram obtidos através de entrevistas e exames clínicos orais e dentários dos alunos.

As variáveis foram: prevalência e severidade da cárie dentária, caraterísticas sócio-demográficas, hábitos de higiene oral (escovagem, horário de escovagem, frequência e produto) e hábitos alimentares (frequência das refeições e tipo de água consumida).

A experiência de cárie foi descrita através da atribuição de códigos ICDAS (1-6):

0 = Superfície dentária saudável

1 = 1 alteração de esmalte

2 = Alteração distinta no esmalte

3 = Perda de esmalte sem dentina visível

4 = Sombra da dentina (sem cavidade na dentina)

5 = Cavidade distinta com dentina visível

6 = Cavidade distinta alargada com dentina visível

A gravidade é definida de acordo com as diferentes categorias do ICCMS™ (simplificação do ICDAS) como superfícies saudáveis (ICDAS 0), lesões cariosas iniciais (ICDAS 1 e 2), lesões cariosas moderadas (ICDAS 3 e 4), lesões cariosas graves (ICDAS 5 e 6).

O instrumento de recolha de dados consistiu num questionário clínico EGOHID modificado que tinha sido pré-testado. Quatro pessoas, incluindo 2 dentistas e 2 estudantes do último ano de estudos de saúde pública, que tinham sido pré-calibrados e treinados, visitaram as turmas para efetuar um exame oral-dentário e recolher dados da entrevista. O exame oral foi efectuado à luz de uma lanterna de cabeça, com um espelho, sonda OMS e sonda 6.

A prevalência e a gravidade da cárie foram calculadas com base nos critérios do ICDAS.

As variáveis quantitativas foram resumidas através de médias e desvios-padrão. As variáveis qualitativas foram apresentadas sob a forma de tabelas de frequências e percentagens. Utilizámos o teste do Qui-quadrado de Pearson para comparar proporções, o teste ANOVA para comparar variâncias e o teste T de *Student* para comparar médias. Foi construído um modelo de regressão logística para as variáveis que se mostraram estatisticamente associadas à prevalência de cárie dentária nas análises bivariadas. *Odds ratios* e seus intervalos de confiança de 95% foram derivados para estudar a força de associação entre as variáveis. O teste foi considerado significativo quando o valor de p foi menor que 0,05. O número "1" indicou a categoria com o menor risco teórico ou com uma baixa proporção.

2.3. RESULTADOS

O estudo envolveu 1800 crianças com idades entre os 5 e os 6, os 12 e os 15 anos, sendo 900 (50%) do Kivu do Norte e 900 (50%) do Kivu do Sul. A proporção entre os sexos foi de 1,06, com 929 (51,6%) rapazes e 871 (48,4%) raparigas. De acordo com a idade e a área de residência, a amostra foi distribuída da seguinte forma: 600 crianças (33,33%) tinham 5-6 anos, 600 (33,33%) tinham 12 anos e 600 (33,33%) tinham 15 anos. Seiscentas (33,33%) crianças viviam em zonas urbanas, 600 (33,33%) em zonas peri-urbanas e 600 (33,33%) em zonas rurais. (Tabela IV)

Quadro IV: Caraterísticas gerais da amostra

Caraterísticas	N =1800	(%)
Idade (anos)		
Cinco-Seis	600	33,3
Doze	600	33,3
Quinze	600	33,3
Género		
Feminino	871	48,4
Masculino	929	51,6
Zona		
Urbano	600	33,3
Suburbano	600	33,3
Rural	600	33,3
Província		
Kivu do Norte	900	50,0
Kivu do Sul	900	50,0

Os resultados do inquérito sobre os comportamentos em matéria de saúde oral revelaram que 79% dos alunos declararam escovar os dentes todos os dias. 57% dos alunos afirmaram escovar os dentes uma vez por dia, e 50,5% fizeram-no de manhã, antes do pequeno-almoço. Além disso, 67% dos alunos afirmaram utilizar pasta de dentes e 23% outros produtos. No que diz respeito à alimentação, 48,11% dos alunos afirmaram comer duas vezes e 36,33% faziam três refeições; os que faziam quatro ou mais refeições representavam 11,11% e 4,44%, respetivamente. Quanto à água potável, a água da torneira era a mais consumida (45,28%). 32,33% utilizavam água de nascente ou de rio, 8,5% água da chuva e 7,67% água de lago. A água mineral foi consumida por 5,5% dos alunos e 0,72% afirmaram consumir diferentes tipos de água, como mostra a tabela V.

Tabela V: Número e frequência das variáveis sócio-demográficas, de higiene oral e dietéticas

Caraterísticas	N=1800	(%)
Escovar os dentes		
Sim	1420	78,9
Não	380	21,1
Frequência de escovagem /Drs		
Não regular	382	21,2
Uma vez	1019	56,6
Duas vezes	318	17,7
Três vezes	81	4,5
Horário de escovagem		
Manhã antes da refeição	909	50,5
De manhã e à noite, após as refeições	61	3,4
Após cada refeição	82	4,6
Sem horário fixo	748	41,6
Produtos para escovagem		
Pasta de dentes	1209	67,2
Outros produtos	415	23,1
Nenhum produto	176	9,8
Número de refeições/dia		
2	866	48,1
3	654	36,3
4	200	11,1
Mais de 4	80	4,4
Tipo de água consumida		
Água da torneira	815	45,3
Água de nascente e de rio	582	32,3
Água da chuva	153	8,5
Água do lago	138	7,7
Água mineral	99	5,5

A prevalência geral de cáries dentárias entre os estudantes das duas províncias foi de 40,89%.

A prevalência de cárie dentária foi mais elevada em crianças com idades compreendidas entre os 5 e os 6 anos, nas que viviam em áreas urbanas e na província de Kivu do Sul. Esta diferença foi estatisticamente significativa (p<0,05). No entanto, não houve diferença entre o género e a ocorrência de cárie dentária (p>0,05).

Quadro II: Prevalência de cáries dentárias por sexo, idade, ambiente de vida e província

Caraterísticas	Prevalência de cáries dentárias/ICDAS N= (%)
Género	**p=0,784**
Mulheres (n= 871)	359 (41,2)
Homens (n= 929)	377 (40,5)
Idade (anos)	**p<0,001**
Cinco (n=200)	101 (50,5)
Seis (n=400)	139 (34,7)
Doze (n=600)	224 (37,3)
Quinze (n=600)	272 (45,3)
Ambiente de vida	**p<0,001**
Urbano (n= 600)	304 (50,6)
Suburbana (n= 600)	228 (38,0)
Rural (n= 600)	204 (34,0)
Província	**p<0,001**
Kivu do Norte (n=900)	246 (27,3)
Kivu do Sul (n=900)	490 (54,4)

Houve uma diferença estatisticamente significativa entre cárie dentária, frequência de escovação e horário de escovação (p<0,05). Também houve uma associação estatisticamente significativa entre o produto da escovação e a prevalência de cárie (p=0,009).

A prevalência de cárie dentária foi mais elevada nas crianças que tomavam mais de 4 refeições. A água da torneira foi mais frequentemente consumida pelas crianças. Verificou-se uma associação estatisticamente significativa entre o tipo de água consumida e a ocorrência de cárie dentária. Esta associação não foi estatisticamente significativa entre o número de refeições e a cárie dentária (p=0,059).

Quadro VII: Prevalência de cáries dentárias em função da higiene oral e dietética

Caraterísticas	Prevalência de cáries dentárias/ICDAS N (%)
Frequência de escovagem	**P=0,004**
Não regular (n= 382)	132 (34,5)
Uma vez (n=1019)	419 (41,2)
Duas vezes (n= 318)	142 (44,6)
Três vezes (n= 81)	43 (53,1)
Horário de escovagem	**p=0,002**
Manhã antes da refeição (n= 909)	361 (39,7)
Manhã e noite após as refeições (n= 61)	22 (36,1)
Após cada refeição (n=82)	44 (53,6)
Sem horário de trabalho fixo (n=748)	309 (41,3)
Produto para escovar	**p=0,009**
Pasta de dentes (n= 1209)	520 (43,1)
Outros produtos (n=415)	160 (38,5)
Nenhum produto (n=176)	56 (31,8)
Total (n=1800)	736 (40,8)
Número de refeições/dia	**p=0,059**
2 (n=866)	342 (39,4)
3 (n=654)	262 (40,1)
4 (n=200)	89 (44,5)
Mais de 4 (n=80)	43 (53,7)
Tipo de água consumida	**p<0,001**
Água da torneira (n=815)	407 (49,9)
Água de nascente e de rio (n=582)	206 (35,4)
Água da chuva (n=153)	39 (25,4)
Água do lago (n=138)	43 (31,1)
Água mineral (n=99)	37 (37,3)
Misto (n=13)	4 (30,7
Total (n=1800)	736 (40,8)

A regressão logística multivariada das caraterísticas sócio-demográficas mostrou que a idade não estava estatisticamente associada à prevalência de cáries. O risco de cárie também foi maior nas crianças do Kivu do Sul, com um aumento de três vezes em comparação com as crianças do Kivu do Norte.

As crianças que vivem em áreas urbanas tinham três vezes mais probabilidade de ter cárie dentária, com uma diferença estatisticamente significativa. (Tabela VI).

Tabela VIII: Análise múltipla das caraterísticas sócio-demográficas e prevalência de CAO/ICDAS

Caraterísticas	Prevalência do ICDAS	
	OR aj (95% CI)	Valor de p
Idade (anos)		
5-6	1	
12	0,89 (0,70-1,12)	0,343
15	1,27 (0,98-1,56)	0,061
Género		
Masculino	1	
Feminino	1,02 (0,85-1,23)	0,784
Região		
Kivu do Norte	1	
Kivu do Sul	**3,17 (2,60-3,86)**	**0,001**
Zona		
Suburbano	1	
Urbano	**1,67 (1,33-2,10)**	**0,001**
Rural	0,84 (0,66-1,06)	0,149

Verificou-se uma elevada probabilidade de cárie dentária nas crianças que não escovavam os dentes, com uma diferença estatisticamente significativa. A frequência e o momento da escovagem protegeram as crianças contra a cárie dentária. O risco de cárie dentária de acordo com o índice ICDAS foi duplicado nas crianças que não usavam escova de dentes, com uma associação estatisticamente significativa. O risco de cárie dentária foi multiplicado por 2 para as crianças que não usavam pasta de dentes. Verificámos também que o risco de desenvolver cáries dentárias era duas vezes maior nas crianças que bebiam água da torneira do que nas que bebiam água mineral, com uma diferença estatisticamente significativa. As crianças que realizavam cinco refeições diárias apresentaram o dobro do risco de cárie dentária, como mostra a Tabela VIII.

Quadro IX: Análise múltipla dos factores associados à prevalência

Caraterísticas	Prevalência de DAC		Prevalência do ICDAS	
	OR bruto (IC 95%)	Valor de p	OR aj (95% CI)	Valor de p
Escovagem dos dentes				
Sim	1		1	
Não	1,31 (0,94-1,83)	0,100	**1,39 (1,09-1,76)**	**0,006**
Frequência de escovagem por dia				
Não	0,59 (0,32-1,11)	0,103	**0,46 (0,28-0,75)**	**0,001**
Uma vez	0,65 (0,37-1,16)	0,150	**0,61 (0,39-0,97)**	**0,035**
Duas vezes	1,23 (0,67-2,25)	0,499	0,71 (0,43-1,16)	0,174
Três vezes	1		1	
Horário de escovagem				
Após cada refeição	1		1	
Manhã antes da refeição	0,63 (0,35-1,12)	0,119	**0,56 (0,36-0,89)**	**0,013**
Manhã após a refeição	**2,16 (1,01-4,62)**	**0,044**	0,94 (0,53-1,68)	0,857
À noite, depois do jantar	1,18 (0,62-2,24)	0,609	0,43 (0,03-4,95)	0,491
Não escovar	0,60 (0,32-1,12)	0,111	**0,45 (0,28-0,73)**	**0,001**
Utilizar uma escova de dentes				
Sim	1		1	
Não	1,30 (0,94-1,81)	0,109	**1,38 (1,09-1,75)**	**0,006**
Utilização de pasta dentífrica com flúor				
Sim	1		1	
Não	1,30 (0,98-1,72)	0,066	**1,31 (1,07-1,60)**	**0,008**
Utilização de outros produtos de escovagem				
Sim	1		1	
Não	0,84 (0,61-1,15)	0,295	0,88 (0,70-1,10)	0,270
Tipo de água consumida				
Mineral	1		1	
Torneira	1,55 (0,84-2,88)	0,153	**1,67 (1,08-2,56)**	**0,018**
Fonte de água ou rio	1,02 (0,54-1,92)	0,941	0,91 (0,59-1,42)	0,704
Lago	0,99 (0,46-2,13)	0,984	0,75 (0,44-1,30)	0,319
Chuva	0,71 (0,32-1,58)	0,412	0,57 (0,33-0,98)	**0,045**
Misto	1,20 (0,23-6,05)	0,834	0,74 (0,21-2,58)	0,643
Frequência alimentar/dia de refeição				
Dois	1		1	
Três	0,80 (0,59-1,07)	0,140	1,02 (0,83-1,26)	0,822
Quatro	1,29 (0,86-1,92)	0,206	1,22 (0,90-1,67)	0,193
Cinco	**2,80 (1,70-4,62)**	**0,001**	**1,78 (1,12-2,82)**	**0,013**

O ICCM (simplificação das pontuações ICDAS) classifica as lesões de cárie em três categorias de acordo com o grau de gravidade: lesões iniciais (ICDAS 1 e 2), lesões moderadas (ICDAS 3 e 4) e lesões graves (ICDAS 5 e 6).

A distribuição das pontuações do ICDAS de acordo com o grau de gravidade mostrou que 1064 alunos (59,11%) tinham uma pontuação de zero no ICDAS, 456 (25,33%) tinham lesões iniciais (ICDAS 1 e 2), 155 (8,61%) tinham lesões moderadas (ICDAS 3 e 4) e 125 (6,94%) tinham lesões graves (ICDAS 5 e 6).

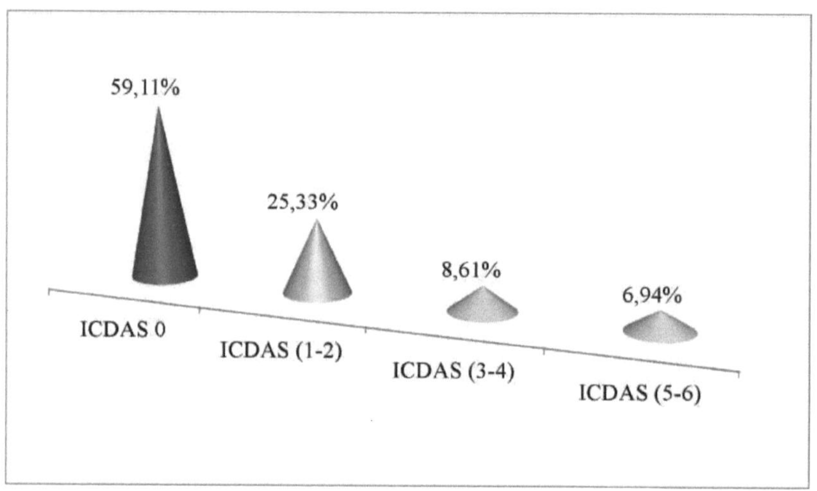

Figura 4: Distribuição das pontuações do ICDAS por grau de gravidade

Nossos resultados também mostraram que as crianças de 5 anos foram as mais afetadas pela cárie dentária, sendo essa associação estatisticamente significativa (p<0,001). As lesões moderadas e severas foram mais comuns nos meninos, enquanto as lesões iniciais foram mais comuns nas meninas, mas não houve diferença entre o sexo e a ocorrência de cárie dentária (p=0,5645).

De acordo com o ambiente de vida e a província, a cárie dentária afectou mais crianças nas áreas urbanas e nas do Kivu do Sul, particularmente qualquer que seja o grau de severidade. Esta associação foi estatisticamente significativa (p<0,001).

Quadro X: Severidade da cárie dentária por idade, sexo, ambiente de vida e província

Caraterísticas	ICDAS=0 N (%)	ICDAS (1-2) N (%)	ICDAS (3-4) N (%)	ICDAS (5-6) N (%)	Valor P
Idade (anos)					**P-valor<0,001**
Cinco (200)	99(49,50)	45(22,50)	24(12,00)	32(16,00)	
Seis(400)	261(65,25)	76(19,00)	39(9,75)	24(6,00)	
Doze (600)	376(62,67)	144(24,00)	48(8,00)	32(5,33)	
Quinze (600)	328(54,67)	191(31,83)	44(7,33)	37(6,17)	
Total (1800)	1064(59,11)	456(25,33)	155(8,61)	125(6,94)	
Género					**P=0,5645**
Feminino (871)	512(58,78)	231(26,52)	73 (8,38)	55(6,31)	
Homens(929)	552(59,42)	225(24,22)	82(8,83)	70(7,53)	
Total (1800)	1064(59,11)	456(25,33)	155(8,61)	125(6,94)	
Ambiente de vida					**P-valor<0,001**
Urbano	296(49,33)	184(30,67)	61(10,17)	59(9,83)	
Suburbano	372(62,00)	149(24,83)	49(8,17)	30(5,00)	
Rural	396(66,00)	123(20,50)	45(7,50)	36(6,00)	
Total(1800)	1064(59,11)	456(25,33)	155(8,61)	125(6,94)	
Província					**P-valor<0,001**
Kivu do Norte	654(72,67)	134(14,89)	62(6,89)	50(5,56)	
Kivu do Sul	410(45,56)	322(35,78)	93(10,33)	75(8,33)	
Total (1800)	1064(59,11)	456(25,33)	155(8,61)	125(6,94)	

Verificou-se uma diferença estatisticamente significativa entre a severidade da cárie dentária e a frequência e o momento da escovagem (p<0,05). A percentagem mais elevada de cáries iniciais foi encontrada nos alunos que escovavam três vezes por dia após cada refeição. Lesões moderadas foram encontradas naqueles que escovavam duas vezes por dia, mas sem um horário fixo. A cárie severa foi observada nos alunos que escovavam duas vezes, de manhã e à noite, após as refeições, sem associação estatisticamente significativa entre os produtos de escovagem utilizados (p=0,1046). Qualquer que seja o grau de severidade, as percentagens mais elevadas foram encontradas entre aqueles que afirmaram usar pasta dentífrica com flúor.

Quadro XI: Severidade da cárie dentária associada à higiene oral

Caraterísticas	ICDAS=0 N(%)	ICDAS (1-2) N(%)	ICDAS (3-4) N(%)	ICDAS (5-6) N(%)	Valor P
Frequência de escovagem					**P<0,001**
Não regular (n= 382)	250(65,45)	83(21,73)	29(7,59)	20(5,24)	
Uma vez (n=1019)	600(58,88)	277(27,18)	86(8,44)	56(5,50)	
Duas vezes (n= 318)	176(55,35)	69(21,70)	32(10,06)	41(12,89)	
Três vezes (n= 81)	38(46,91)	27(33,33)	8(9,88)	8(9,88)	
Total (n=1800)	1064(59,11)	456 (25,33)	155(8,61)	125(6,94)	
Horário de escovagem					**P<0,001**
Manhã antes da refeição	548(60,29)	240(26,40)	72(7,92)	49(5,39)	
De manhã e à noite, após as refeições	39(63,93)	12(19,67)	4(6,56)	6(9,84)	
Após cada refeição	38(46,34)	28(34,15)	8(9, 33)	8(4,56)	
Sem horário fixo	439(58,68)	176(23,52)	71(9,49)	62(8,288)	
Total (1800)	1064(59,11)	456 (25,33)	155(8,61)	125(6,94)	
Produto para escovar					**P=0,1046**
Pasta de dentes	689(56,99)	319(26,39)	106(8,77)	95(7,86)	
Outros produtos)	263(63,37)	100(24,10)	34(8,19)	18(4,34)	
Nenhum produto	**112**(63,64)	37(21,02)	15(8,52)	12(6,82)	
Total (n=1800)	1064(59,11)	456 (25,33)	155(8,61)	125(6,94)	

Houve diferença estatisticamente significativa entre a severidade da cárie dentária, a frequência da alimentação e o tipo de água consumida (p<0,05). Independentemente do grau de severidade, os maiores percentuais foram encontrados entre aqueles que faziam quatro ou mais refeições por dia. Quanto ao tipo de água, as percentagens mais elevadas de cárie inicial e de cárie severa foram encontradas nos que bebiam água da torneira, enquanto a cárie moderada foi encontrada nos que bebiam água mista.

Esta associação foi estatisticamente significativa (p<0,001).

Quadro XII: Severidade da cárie dentária associada à higiene alimentar

Caraterísticas	ICDAS=0 N(%)	ICDAS (1-2) N(%)	ICDAS (3-4) N(%)	ICDAS (5-6) N(%)	Valor P
Número de refeições/dia					**p<0,001**
2 refeições (n=866)	524(60,51)	209(24,13)	72(9,01)	55(6,35)	
3 refeições (n=654)	392(59,94)	179(27,37)	48(7,34)	35(5,35)	
4 refeições (n=200)	111(55,50)	52(26,00)	18(9,00)	19(9,50)	
Mais de 4 refeições (n=80)	37(46,25)	16(20,00)	11(13,75)	16(20,00)	
Total (n=1800)	1064(59,11)	456(25,33)	155(8,61)	125(6,94)	
Tipo de água consumida					**p<0,001**
Água da torneira (n=815)	408(50,06)	253(31,04)	78(9,57)	76(9,33)	
Água de nascente/rio (n=582)	376(64,60)	128(21,99)	49(8,42)	29(4,98)	
Água da chuva (n=153)	114(74,51)	24(15,69)	7(4,58)	8(5,23)	
Água do lago (n=138)	95(68,84)	25(18,12)	13(9,42)	5(3,62)	
Água mineral (n=99)	62(62,63)	24(24,24)	6(6,06)	7(7,07)	
Misto (n=13)	9(69,23)	2(15,38)	2(15,38)	0(0,00)	
Total (n=1800)	1064(59,11)	456(25,33)	155(8,61)	125(6,94)	

2.4. DISCUSSÃO

Para a FDI, a acessibilidade aos cuidados de saúde oral para os pobres do mundo é um problema grave, e há uma necessidade urgente de sensibilizar para a necessidade de cuidados de saúde oral preventivos e de auto-tratamento entre as populações desfavorecidas e em risco. Para o conseguir, é necessário desenvolver modelos de cuidados de saúde oral baseados em provas (62,63). Uma melhor compreensão das caraterísticas epidemiológicas das doenças orais permitirá que a investigação seja direcionada para estas necessidades e que as estratégias de prevenção e tratamento sejam postas em prática através de uma combinação de medidas individuais, comunitárias e profissionais. [ème]Em termos epidemiológicos, se a prevalência da cárie parece ter diminuído desde o final do século XX, isso deve-se ao facto de o índice CAD utilizado pela OMS tender a subestimar o estado real da cárie, uma vez que as lesões não cavitárias não são contabilizadas (20). *O segundo estudo* permitiu-nos avaliar a prevalência, a gravidade através do índice ICDAS e os factores associados à cárie dentária nas crianças. Para o efeito, realizámos um estudo com 1800 alunos com idades entre os 5-6, 12 e 15 anos, inscritos em 24 escolas pré-escolares e secundárias do Kivu Norte e Sul da RDC. Neste estudo, 51,6% dos alunos eram do sexo masculino e 48,4% do sexo feminino. Estes resultados são semelhantes aos obtidos por Leye Benoist et al. entre crianças de 12 anos em Dakar, onde os rapazes eram os mais representados, representando 50,41% dos casos (65). São contrários aos encontrados nos estudos de Aidara e Bourgeois no Senegal (20) e Diallo M (65) no Mali, onde as raparigas estavam mais representadas, representando 58,8% e 52,80% das amostras, respetivamente. Estes resultados são também diferentes dos obtidos num estudo hospitalar efectuado nas duas províncias onde predominavam as raparigas (66). Esta diferença pode ser explicada pelo rácio rapazes/raparigas, que é de 5 rapazes para 4 raparigas nas escolas primárias da República Democrática do Congo (66), combinado, segundo o relatório da UNICEF de 2021, com a taxa de privação de frequência escolar entre as crianças dos 6 aos 14 anos, que é de 27,3% para as raparigas contra 23,9% para os rapazes no Kivu do Norte e de 28,5% para as raparigas contra 26,6% para os rapazes no Kivu do Sul (67).

Destes alunos, 79% disseram que escovavam os dentes todos os dias e 57% uma vez por dia. Os nossos resultados são inferiores aos de Leye Benoist (64), que verificou que 96% dos alunos escovavam os dentes diariamente, incluindo 108 crianças que escovavam os dentes duas vezes por dia, e aos de Diarra A (69), que verificou que 93,75% dos alunos do seu estudo escovavam os dentes. Estes resultados podem ser explicados pela falta de programas de sensibilização para a higiene oral nas duas províncias. A maioria dos alunos fazia duas refeições por dia (48,11%). Isto pode ser explicado pelo estatuto sócio-económico dos pais. Estas duas províncias são essencialmente agrícolas, com terra arável, insumos agrícolas e mão de obra insuficientes. A pobreza é também muito acentuada, estimando-se que mais de 80% da população do Kivu do Norte sobrevive com menos de 0,20 dólares por pessoa e por dia (**38**). Esta situação está na origem da insuficiência alimentar, o que significa que 36,5% das crianças com idades compreendidas entre os 4 e os 15 anos no Kivu do Sul estão privadas de uma alimentação correta (**43**).

No que diz respeito à água potável, a água da torneira foi a mais consumida (45,28%), uma vez que foi considerada a mais potável pelas empresas de distribuição de água (Régideso, Mercy Corps).

O estado de saúde dentária dos sujeitos do nosso estudo reflecte-se, por um lado, na prevalência de cáries e, por outro, no índice ICDAS.

A prevalência global de cáries dentárias entre as crianças em idade escolar nas duas províncias foi de 40,89%. No entanto, existem relativamente poucos estudos que utilizam o ICDAS em crianças e adolescentes: Aragannal et al, utilizando o ICDAS, mostraram que as crianças e adolescentes na Índia tinham uma prevalência média de 68,8% (**70**). Em Espanha, um estudo relatou que a prevalência utilizando o ICDAS 1-6>0 como limiar para lesões de cárie em crianças com 15 anos de idade era de 84,8%, o que é superior aos resultados do nosso estudo A disponibilidade de açúcar e os factores relacionados com a cultura, tais como os comportamentos de saúde, podem explicar as diferenças na prevalência média encontrada entre países (**71**).

No nosso estudo, a prevalência de cárie dentária foi maior nas crianças de 5 anos e as de 12 anos tiveram menos cárie dentária do que as de 15 anos. Estes resultados confirmam os obtidos em ambientes hospitalares nas duas regiões (**66**), onde as crianças de 5 anos foram as mais afectadas (54,75%) e o risco de cárie foi maior nas crianças de 15 anos. Resultados idênticos foram relatados em crianças egípcias e indianas, onde a prevalência foi maior na dentição temporária do que na dentição permanente (**72,73**). Esta diferença pode dever-se ao facto de os dentes decíduos serem mais susceptíveis à cárie dentária devido ao seu menor teor de cálcio e às diferenças estruturais (**74**). No que diz respeito à idade de risco, Al-

Haj Ali et al (**75**) afirmam que a saúde dentária até ao início da adolescência é provavelmente determinada pelos conhecimentos, atitudes e crenças dos pais sobre hábitos alimentares e práticas de higiene oral, uma vez que os pais têm um papel de liderança e um impacto decisivo no ambiente em que as crianças dos grupos etários mais jovens são educadas. Aos 15 anos, as crianças estão na adolescência, um período significativo de transição em que o impacto familiar diminui gradualmente, enquanto a abertura a influências do ambiente social, como a escola, os grupos de pares, os meios de comunicação social e a cultura juvenil, aumenta consideravelmente (**76**). Consequentemente, os comportamentos associados à manutenção da saúde oral podem ser alterados durante a adolescência, tais como as práticas de escovagem dos dentes e os hábitos alimentares (**77**).

Foi observada uma diferença estatisticamente significativa entre a cárie dentária e o ambiente de vida, tal como no estudo hospitalar, com um risco mais elevado nas crianças que vivem em zonas urbanas. A hipótese avançada para explicar este facto está ligada ao processo de transição nutricional, que ainda não está concluído nas zonas periurbanas e rurais, onde a alimentação é ainda menos industrializada e, por conseguinte, menos cariogénica (**78**). Os resultados de Aidara e Bourgeois no Senegal mostraram que 42,9% dos alunos viviam em zonas urbanas e os restantes em zonas rurais e suburbanas (**20**). Foram encontrados resultados contrários entre os alunos de zonas urbanas e rurais na região de Riade, na Arábia Saudita (**79**).

Também observámos diferenças estatisticamente significativas na prevalência de cáries dentárias entre as duas regiões, com um risco mais elevado entre as crianças do Kivu do Sul. O estudo de Bahaya MR et al. em 2021 relatou uma elevada concentração de minerais protectores na água potável no Kivu do Norte, o que explicaria uma menor prevalência de cáries dentárias no Norte do que no Kivu do Sul. Resultados semelhantes também foram encontrados entre crianças em hospitais (**66**).

A escovagem dos dentes desempenha um papel importante na manutenção da saúde oral: remove a placa bacteriana da superfície dos dentes e fornece flúor protetor através de uma pasta dentífrica fluoretada adaptada à idade da criança (**64**). No entanto, neste estudo encontrámos uma associação negativa entre a cárie dentária, a frequência de escovagem e o horário de escovagem, uma vez que as crianças que referiram escovar três vezes por dia após cada refeição e as que referiram usar pasta dentífrica tinham uma maior prevalência de cárie. Esses resultados contradizem os descritos na literatura, que mostram que crianças que receberam educação em saúde bucal têm melhor saúde bucal. No entanto, a análise dos resultados através da regressão logística multivariada mostrou uma alta probabilidade e um aumento de 2 vezes no risco de desenvolver cárie nas crianças que não escovavam os dentes e naquelas que não usavam pasta de dente. O horário de escovagem foi associado à cárie dentária, tal como noutros estudos, incluindo o de Iliana Diamanti em crianças de 5, 12 e 15 anos na Grécia (**64,77**).

Embora a higiene oral tenha uma grande influência no estado dos dentes, a alimentação é também um fator importante na luta contra a cárie dentária. A mordidela e, de uma forma mais geral, o aumento da frequência das refeições e dos lanches demonstraram ter um papel no processo de cárie (**80**). Neste estudo, verificámos que as crianças que tomavam cinco refeições por dia tinham o dobro do risco de desenvolver cáries dentárias. Estes resultados coincidem com os de um estudo realizado em Nice sobre o risco de cárie e a zona escolar, que mostrou que 90,9% das crianças consumiam alimentos açucarados para além das 3 refeições principais e de um lanche diário, e 47% consumiam bebidas açucaradas todos os dias para além das refeições. Estas crianças desenvolveram mais cáries do que outras que não se encontravam nesta situação (**81**). No entanto, segundo Marshall (**82**), um padrão alimentar estruturado corresponde a 3 refeições (pequeno-almoço, almoço e jantar) e 2 lanches, um de manhã e outro à tarde, representando 5 horas de potencial desmineralização. Quando esse padrão é desestruturado, há mais ingestão de alimentos (lanches) e períodos mais longos de desmineralização (**83**). A prevalência de cáries dentárias em vários países diminuiu desde que a fluoretação da água foi introduzida pela primeira vez em 1945 (**84**).

A análise da água potável nessas duas províncias revelou que a água da torneira tinha o menor teor de flúor, enquanto a água mineral comercial estava quase dentro da faixa normal (**85**). Isto explicaria o aumento de duas vezes no risco de cárie dentária em crianças que bebem água da torneira.

Os dados de cárie recolhidos revelam que o valor médio de ICDAS >0 dentes por criança na nossa população de estudo é de 2,11±3,262 para as crianças de 5 anos, 1,2±2,1802 para as de 6 anos, 1,1±2,226 para as de 12 anos e 1,49±2,59 para as de 15 anos. Pensa-se que esta diferença nas médias se deve à maior sensibilidade do índice ICDAS, à informação relativa aos dados de cárie do esmalte e às lesões de cárie não detectáveis nos inquéritos CAO, que são erradamente registadas como *"livres de cárie"*. O índice CAO esconde as cáries que não requerem tratamento invasivo, esconde o número total de cáries e o seu grau de gravidade, enquanto o ICDAS mostra uma maior prevalência de lesões de esmalte do estádio 1-2 do ICDAS (cáries reversíveis com intervenção profiláctica: remineralização) do que de lesões do estádio 3-4 do ICDAS (em que é necessária uma intervenção mínima) e do estádio 5-6 do ICDAS (que requerem tratamento curativo). Resultados semelhantes foram encontrados por Aidara e Bourgeois no Senegal em alunos do ensino básico (12 anos) e do ensino médio (15 anos) **(20)**. Resultados contrários foram obtidos por Kouassi **(86)** que mostrou num estudo hospitalar que o código ICDAS mais frequente (>0) foi o código 5 e foi encontrado em 46,34% das crianças com dentição temporária.

No presente estudo, a tabulação cruzada do estado de cárie dos alunos, avaliada com o seu ambiente de vida e a sua província, mostra que o envolvimento de cárie para aqueles com 56 e 12 anos de idade está significativamente relacionado com a área de residência (CAO: $p < 0,05$ e ICDAS: $p = 0,001$) e com a província (CAO e ICDAS: $p < 0,05$). Tal como os resultados do estudo MENDES de crianças com idades entre 36-59 meses **(87)**, os resultados deste estudo mostram que o género não está significativamente associado ao estado de cárie. Em relação à higiene oral e dietética, a gravidade da experiência de cárie foi relacionada com o horário e frequência de escovagem (ICDAS $p<0,001$). Os resultados do presente estudo revelaram uma relação estatisticamente significativa ($p<0,05$) para a severidade da cárie, a frequência da alimentação e o tipo de água consumida. Assim como na prevalência de cárie, as crianças que bebiam a água da torneira menos fluoretada **(85)** e as que faziam mais de quatro refeições por dia apresentaram lesões mais severas.

2.5. CONCLUSÃO

A cárie dentária continua a ser uma patologia irreversível, frequente e desigualmente disseminada entre as crianças de 5-6, 12 e 15 anos no Kivu Norte e Sul. A análise das cáries segundo os critérios do ICDAS mostra um ganho real de informação e revela que a necessidade de prevenção (ICDAS 1-2) e de interceção (ICDAS 34) é superior à necessidade de tratamento curativo (ICDAS 5-6).

CONCLUSÃO E RECOMENDAÇÕES

Os resultados deste estudo confirmam os dos autores que mostraram que foi a progressão da doença cariosa para lesões cavitárias (o grau de dano dentário) que diminuiu, mas não a frequência do dano carioso (**88**).

No final destes estudos, constatámos que a cárie dentária continua a ser uma patologia irreversível, frequente e desigualmente disseminada entre as crianças de 5, 12 e 15 anos no Kivu Norte e Sul. A necessidade de cuidados preventivos (ICDAS 1-2) e de interceção (ICDAS 3-4) é mais elevada do que a necessidade de tratamento curativo (ICDAS 5-6).

Os resultados deste estudo revelam um comportamento de higiene oral deficiente, com mais de 50% das crianças a escovar os dentes uma vez de manhã, antes de comer. Mais de metade das crianças afirmaram utilizar pasta dentífrica com flúor, que fornece flúor mas não está disponível para todos.

Os cuidados curativos são raros (índice de tratamento <1): as crianças têm menos probabilidades de frequentar os estabelecimentos de saúde. Este facto pode ser explicado pelas dificuldades de acessibilidade financeira das populações empobrecidas, a que se junta uma oferta de cuidados insuficiente e desigualmente distribuída (18 dentistas e 22 estabelecimentos para as duas regiões). A prevenção da cárie dentária nas crianças destas duas regiões (flúor, sensibilização para a higiene alimentar e oral) continua a ser um meio eficaz de reduzir a cárie dentária, reduzindo simultaneamente as desigualdades no acesso à saúde oral. Esta prevenção deve igualmente ser ensinada nas escolas a partir do jardim de infância.

No âmbito da "Iniciativa Mundial para a Saúde Escolar", a OMS salienta que "as escolas constituem um contexto importante para a promoção da saúde, onde se pode chegar às crianças, aos professores, às famílias e à comunidade no seu conjunto". As escolas são um espaço essencial para a prevenção, pois permitem uma ação preventiva precoce, reduzindo simultaneamente as desigualdades no acesso à saúde (**29**).

Os resultados destes estudos apelam à realização deste tipo de inquérito nas outras províncias, a fim de harmonizar a planificação nacional da saúde oral.

REFERÊNCIAS

1. Young D.A., Novy B.B., Zeller G.G et al. The American Dental Association Caries Classification System for clinical practice: A report of the American Dental. Conselho da Associação Americana de Assuntos Científicos. J Am Dent Assoc. 2015; 146: 79-86.

2. Michael G, Orlando MS, Gerhard KS. A Visão 2020 da FDI: Uma exploração do futuro da saúde oral. FDI Federação Dentária Mundial.2012; 28p.

3. Marwa M.S. Abbass, Sara Ahmed Mahmoud,Sara El Moshy et al. The prevalence of dental caries among Egyptian children and adolescents and its association with age, socioeconomic status, dietary habits and other risk factors. Um estudo transversal F1000. Research. 2019, 8:8.

4. Tesfu Z, Duresa A, Mulatu Agajie et al. Cárie dentária e factores associados na Etiópia: revisão sistemática e meta-análise. Envir Health Prev Med. 2021; 26: 21

5. Berkowitz R.J. Mutans Streptococci: aquisição e transmissão. Pediat Dent. 2006; 28(2): 106-9.

6. Da Silveira M R. Epidemiologia da cárie dentária no mundo. Oral Health Care Pediatric Res Epidemiol Clin Pract. 2012; 8:149-68.

7. Karume K, Bagalwa M, Bagula E et al. Water Quality in and around Lake Edward Basin of the Greater Virunga Landscape, DR Congo Side. J Envir Prot. 2019; 10: 1174-193.

8. Tinanoff N, Baez RJ, Diaz Guillory Cet al. Epidemiologia da cárie na primeira infância, etiologia, avaliação de risco, carga social, gestão, educação e política: perspetiva global. Int J Paediatr Dent. 2019; 29:238-48.

9. Warren J.J., Van Buren J.M., Levy S.M., et al. Aglomerados de cáries dentárias entre adolescentes. Community Dent Oral Epidemiol. 2017; 45 (6): 538-44.

10. Programa Nacional de Saúde Oral (RDC). Plano estratégico da saúde buco-dental 2019-2022. 2019; 98p.

11. Wilson Francisco Cruz Rodriguez. Epidemiologia da cárie dentária na República Democrática do Congo. Fase II Universidad El Bosque Programa de Odontologia - Facultad de Odontologia Bogotá DC. 2020; 48p.

12. Ministério Provincial do Planeamento da Província do Kivu Norte (RDC). Localização dos objectivos de desenvolvimento sustentável no Norte do Kivu: relatório provincial. 2017; 152p.

13. Programa das Nações Unidas para o Desenvolvimento. Resumo do perfil: pobreza e condições de vida das famílias, Província do Norte-Kivu; PNUD 2009; 20p.

14. Ministério da Saúde, Província de Kivu Norte. Pirâmide sanitária das zonas de saúde, Divisão Provincial da Saúde. 2020.

15. Ministério da Saúde, Província do Kivu Sul. Pirâmide sanitária das zonas de saúde, Divisão Provincial da Saúde. 2020; 66p.

16. Ministério Provincial do Planeamento da Província do Kivu Norte (RDC). Localização dos objectivos de desenvolvimento sustentável no Norte do Kivu: relatório provincial. 2017; 152p.

17. Programa Nacional de Saúde Oral (RDC). Plano estratégico da saúde buco-dental 2019-2022. 2019; 98p.

18. Ana L de Souza, Soraya Coelho Leal, Ewald M Bronkhorst et al. Avaliação do estado de cárie segundo o instrumento CAST e o critério da OMS em estudos epidemiológicos. BMC Oral Health . 2014; 14:119.

19. Ana Luiza SC, Maria Isabel PV, Carlos M., et al. Comparação de métodos de deteção de lesões de cárie em levantamentos epidemiológicos: CAST, ICDAS e DMF. BMC Oral Health. 2018; 18:122.

20. Aidara A.W, Bourgeois D. Prevalência de cárie dentária: um estudo piloto nacional comparando o índice de gravidade da cárie (CAO) vs ICDAS no Senegal. Odonto Stomatol Trop 2014; 37(145): 53-63.

21. Braga MM, Oliveira LB, Bonini GA, et al. Viabilidade do International Caries Detection and Assessment System (ICDAS-II) em levantamentos epidemiológicos e comparabilidade com os critérios padrão da Organização Mundial da Saúde. Caries Res. 2009; 43(4): 245-9.

22. Ismail AI, Sohn W, Tellez M, et al. O Sistema Internacional de Deteção e Avaliação da Cárie (ICDAS): um sistema integrado para medir a cárie dentária. Community Dent Oral Epidemiol. 2007; 35(3): 170-8.

23. Pitts N. Modern concepts of caries measurement (Conceitos modernos de medição da cárie) J Dent Res. 2004; 83:43-7

24. Ndiaye A. Caraterísticas epidemiológicas e aspectos da gestão da saúde oral em crianças deficientes no Senegal: um estudo efectuado em centros médico-educativos. Tese. Chir Dent. 2009; 22:56p.

25. Organização Mundial de Saúde. Oral health surveys-basic methods. 4ª ed.Genebra: OMS; 1997.

26. Pitts NB, Zero DT, Marsh PD et al. Cárie dentária. Nat Rev Dis Primers. 2017; 3(1): 17-30

27. Marwa MSA, Sara AM, Sara EM et al. The prevalence of dental caries among Egyptian children and adolescents and its association with age, socioeconomic status, dietary habits and other risk factors. Um estudo transversal F1000. Research. 2019; 8:8.

28. Tesfu Z, Duresa A, Mulatu Agajie et al. Cárie dentária e factores associados na Etiópia: revisão sistemática e meta-análise. Envir Health Prev Med. 2021; 26: 21

29. OMS. Estratégia Regional de Saúde Oral 2016-2025, 19 de agosto de 2016.

30. Carga Global de Doença. Incidência global, regional e nacional, prevalência e anos vividos com incapacidade para 354 doenças e lesões em 195 países e territórios, 19902017: uma análise sistemática para o Estudo da Carga Global de Doença. Lancet 2017; 393(10190):44

31. FDI Federação Dentária Mundial; The Oral Health Atlas. 2 ndEdition. 2015;63p

32. Programa Nacional de Saúde Oral (RDC). Plano estratégico da saúde buco-dental 2019-2022. 2019; 98p.

33. Chabadel O. Prevenção da cárie em crianças: exploração do risco individual de cárie e selagem de fossas e fissuras em molares temporários. Tese de Doutoramento em Medicina Humana e Patologia. Universidade de Montpellier. 2020; 232p

34. Keyes Ph. Avanços recentes na investigação da cárie dentária. Bacteriologia. Achados bacteriológicos e implicações biológicas. Int Dent J. 1962; 12:443-64.

35. FDI Federação Dentária Mundial; The Oral Health Atlas. 2ª Edição. 2015;63p

36. Bonner BC, Bourgeois DM, Douglas GV, et al. The feasibility of data collection in dental practices, using codes for the International Caries Detection and Assessment System (ICDAS), to allow European general dental practitioners to monitor dental caries at local, national, and international levels. Prim Dent Care. 2011; 18(2): 83-90.

37. Colégio de Professores de Odontologia Pediátrica. Fichas práticas de odontologia pediátrica. Edição CdP. 2014; 347p.

38. Ministério Provincial do Planeamento da Província do Kivu Norte (RDC). Localização dos objectivos de desenvolvimento sustentável no Norte do Kivu: relatório provincial. 2017; 152p

39. Céline la Haye. Desenho do Congo Belga. Ades Dymset. 2006.

40. Ministério Provincial do Planeamento da Província do Kivu Norte (RDC). Localização dos objectivos de desenvolvimento sustentável no Norte do Kivu: relatório provincial. 2017; 152p.

41. Programa das Nações Unidas para o Desenvolvimento. Resumo do perfil: pobreza e condições de vida das famílias, Província do Norte-Kivu; PNUD 2009; 20p

42. Kaoutar K, Hilali MK, Loukid M. A situação da cárie dentária entre adolescentes na Wilaya de Marraquexe (Marrocos). Antropo. 2013; 29:101-8

43. UNICEF. Pauvreté et Privation de l'Enfant en République Démocratique du Congo Rapport Provincial: Province du Nord-Kivu. UNICEF. 2021;8p.

44. USAID Do Povo Americano. Monitorização da situação humanitária - Província de Kivu do Norte, RDC. 2021.

45. Ministério da Saúde, Província de Kivu Norte. Pirâmide sanitária das zonas de saúde, Divisão Provincial da Saúde. 2020.

46. Ministério da Saúde, Província do Kivu Sul. Pirâmide sanitária das zonas de saúde, Divisão Provincial da Saúde. 2020; 66p.

47. Ho L, Labrecque G, Batonon I et al. Efeitos de um cartão de pontuação comunitário na melhoria do sistema de saúde local na República Democrática Oriental do Congo: provas qualitativas utilizando a técnica de mudança mais significativa. Saúde em Conflito. 2015; 9:27

48. Belhadj L., Metref Z. L., e Serradj S. A., Inquérito preliminar de saúde bucal em crianças de 4 a 6 anos em Sidi Bel Abbes. J Med Dental Sci Res. 2019; 6 (1): 17-25.

49. Shaghaghian S, Abolvardi M, Akhlaghian M. Factores que afectam a cárie dentária de crianças em idade pré-escolar em Shiraz, 2014. J Dent (Shiraz). 2018;19:100-8.

50. Souza JF, Boldieri T, Diniz MB et al. Métodos tradicionais e novos para deteção de cárie oclusal: desempenho em dentes decíduos. Lasers Med Sci. 2013; 28(1): 287-95.

51. Organização Mundial de Saúde. Oral health surveys-basic methods. 4ª ed.Genebra: OMS; 1997.

52. Kassebaum NJ, Smith AGC, Bernabé E, et al. Prevalência global, regional e nacional, incidência e anos de vida ajustados por incapacidade para condições orais em 195 países, 1990-2015: uma análise sistemática para a carga global de doenças, lesões e factores de risco. J Dent Res. 2017; 96 (4): 380-7.

53. Tesfu Z, Duresa A, Mulatu Agajie et al. Cárie dentária e factores associados na Etiópia: revisão sistemática e meta-análise. Envir Health Prev Med. 2021; 26: 21

54. Ronn-Legg A. Cuidados de saúde oral das crianças - um apelo à ação. Sociedade Pediátrica Canadiana, Comité de Pediatria Comunitária. Pediatr Child Health 2013;18 (1):44-50

55. Martens LC, Sivaprakash R, Wolfgang J et al. Emergências dentárias pediátricas: um estudo retrospetivo e uma proposta de definição e diretrizes, incluindo a gestão da dor. Eur Arch of Paediat Dent. 2018; 19(4): 245-53

56. Tenenbaum. A., Sarric. M., Bas .A et al. Consultas para emergências buco-dentárias em crianças: Estudo retrospetivo em Ile-de-France. 2019

57. Songo BF, Declerck D, Vinckier F et al. Experiência de cárie e factores relacionados em crianças de 4-6 anos de idade que frequentam clínicas dentárias em Kinshasa, RD do Congo. Saúde Dentária Comunitária. 2013; 30(4):257-62

58. Agustsdottir H, Gudmundsdottir H, Eggertsson H. et al. Prevalência de cáries em dentes permanentes: um inquérito nacional a crianças na Islândia utilizando o ICDAS. Community Dent Oral Epidemiol. 2010; 38 (4): 299-309.

59. Balagizi CM, Kies A, Kasereka M M et al. Natural hazards in Goma and the surrounding villages, East African Rift System. Springer Science+Business Media B.V., parte de Springer Nature. 2018; 93(1):31-66

60. Ronn-Legg A. Cuidados de saúde oral das crianças - um apelo à ação. Sociedade Pediátrica Canadiana, Comité de Pediatria Comunitária. Pediatr Child Health 2013;18 (1):44-50

61. Crystal YO, Niederman R. Atualização da odontologia baseada em evidências sobre o diamino fluoreto de prata. Dent Clin. 2019; 63(3): 22-9

62. Michael G, Orlando MS, Gerhard KS. A Visão 2020 da FDI: Uma exploração do futuro da saúde oral. FDI Federação Dentária Mundial.2012; 28p.

63. Michael G, David MW, Ihsane BY, et al. Saúde oral óptima para todos, visão 2030. FDI .2021; 54p

64. Leye-Benoist F, Bane K, Aidara A et al. Prevalência de cáries dentárias entre alunos de 12 anos de idade na região de Dakar. Odonto Stomato Trop. 2014; (146): 58-64.

65. Diallo I.M. Epidemiologia da cárie dentária em crianças de 12 anos na comuna de Kita através de 4 escolas. Tese. Méd. Universidade de Bamako. 2011; N°11: 91p

66. Bahaya MR, Diallo MT, Ndoye S., Prévalence de la carie dentaire chez les enfants du Kivu en République Démocratique du Congo: Etude rétrospective réalisée de 20092019. Rev Col Odonto-Stomatol Afr Chir Maxillo-Fac. 2022; 29(1): 24-29.

67. Programme d'Analyse des Systèmes Éducatifs de la Confem (PASEC); L'enseignement primaire en République Démocratique du Congo; Quels leviers pour l'amélioration du rendement du système éducatif. 2011; 108p.

68. UNICEF. Pauvreté et Privation de l'Enfant en République Démocratique du Congo Rapport Provincial: Province du Nord-Kivu. UNICEF. 2021;8p.

69. Diarra A. Etat buccodentaire des élèves de l'institut national des aveugles du Mali (INAM): Chir dentaire, Bamako. 2016; n.º 288.

70. Arangannal P., Mahadev S.K., Jayaprakash J. Prevalência de cárie dentária entre crianças em idade escolar em Chennai, com base no ICDAS II. J Clin Diagnostic Res. 2016; 10 (4): 09-12.

71. Kramer AC, Petzold M, Hakeberg M et al. Factores socioeconómicos múltiplos e cárie dentária em crianças e adolescentes suecos. Caries Res. 2018; 52: 42-50.

72. Goyal A, Gauba K, Chawla H.S, et al. Epidemiology of dental caries in Chandigarh school children and trends over the last 25 years. J Indian Soc Pedod Prev Dent. 2007; 25(3): 115-18.

73. Marwa M.S. Abbass, Sara Ahmed Mahmoud,Sara El Moshy et al. The prevalence of dental caries among Egyptian children and adolescents and its association with age, socioeconomic status, dietary habits and other risk factors. Um estudo transversal F1000. Research. 2019, 8:8.

74. Jain A, Jain V, Suri SM, et al. Prevalência de cáries dentárias em crianças do sexo masculino dos 3 aos 14 anos de idade da região de Bundelkhand, Índia. Int J Community Med Public Health. 2016; 3(4): 787-790.

75. Al-Haj Ali S.N e AlShabaab S.H. O que é que os pais sabem sobre a saúde oral e os cuidados prestados às crianças em idade pré-escolar na região central da Arábia Saudita? Pesqui. Bras. Odontopediatria Clin. Integr. 2020; 20:103.

76. West, P. Health inequalities in the early years: Is there equalisation in youth? Soc Sci Med. 1997; 44, 833-58.

77. Iliana D, Elias D.B, Katerina K.,et al. Arapostathis Argy Polychronopoulou ,Constantine J. Oulis. Prevalência e experiência de cárie dentária (critérios ICDAS II) em crianças e adolescentes de 5, 12 e 15 anos com antecedentes de imigração na Grécia, em comparação com a população anfitriã: um estudo transversal. Int J Envir Res Public Health. 2022; 19: 14.

78. Serigne ND, Sylvie AL, Daouda C et al. Estado de saúde, oferta e utilização de cuidados orais e dentários entre as crianças senegalesas: resumo dos dados disponíveis. Afrique, santé publique & développement . 2016;28: 257-65.

79. Mohammed A Al-R, Abdullah RA, Ali SA, et al. Uma comparação da cárie dentária em crianças urbanas e rurais da região de Riade da Arábia Saudita. Frontiers Pub Health. 2019;7:195

80. Ho L, Labrecque G, Batonon I et al. Efeitos de um cartão de pontuação comunitário na melhoria do sistema de saúde local na República Democrática Oriental do Congo: provas qualitativas utilizando a técnica de mudança mais significativa. Saúde em Conflito. 2015; 9:27

81. Muller-Bolla M, Zakarian B, Lupi-Pegurier L et al. Estado de saúde oral e risco individual de cárie de acordo com a zona escolar de ensino prioritário ou não prioritário. Inquérito epidemiológico em 2004-2005 na cidade de Nice. Rev Odont Stomat. 2006; 35: 219-238.

82. Marshall T.A. Prevenção de cáries em pediatria: diretrizes dietéticas. Quintessence International. 2004; 35(4): 332-5.

83. Esber Caglar, Ozgur O.Kuscu. O papel da dieta na prevenção da cárie Springer International Publishing Switzerland. 2016; 196p.

84. Han-Na Kim, Jeong-Hee Kim, Se-Yeon Kim. et al. Associações da Fluoretação da Água Comunitária com a Prevalência de Cáries e Desigualdade na Saúde Oral em Crianças; International. Journal of Environmental. Res. Saúde Pública. 2017;14: 631

85. Bahaya M.R., Bagalwa M., Agbor A.M.,et al. Teor de fluoreto e minerais na água potável consumida nas províncias do Sul e do Norte-Kivu, no Leste da R.D. Congo. Odonto stomatol Trop. 2021; 44(176): 33-44

86. Kouassi E O. Aplicabilidade do ICDAS II na dentição temporária: Estudo preliminar em 41 crianças senegalesas Tese: Chir Dent. Dakar. 2014, n°52, 100 p.

87. Mendes FM, Braga MM, Oliveira LB, et al. Validade discriminante do International Caries Detection and Assessment System (ICDAS) e comparabilidade com os critérios da Organização Mundial de Saúde num estudo transversal. Community Dent Oral Epidemiol. 2010; 38(5): 398-407

88. Agustsdottir H, Gudmundsdottir H, Eggertsson H. et al. Prevalência de cáries em dentes permanentes: um inquérito nacional a crianças na Islândia utilizando o ICDAS. Community Dent Oral Epidemiol. 2010; 38 (4): 299-309.

PUBLICAÇÕES

1. MR Bahaya, Bagalwa Mashimango, Agbor Ashu Michael, Pilipili Muhima Charles, Mushagalusa Nachigera, Karume Katcho, Faye Malick .CONTEÚDO DE FLUORETOS E MINERAIS NA ÁGUA POTÁVEL CONSUMIDA NAS PROVÍNCIAS DO SUL E DO NORTE, NO ORIENTE DA R.D. CONGO. Odonto Stomatologie Tropicale. 2021, 44(176): 33-44

2. Bahaya MR ,Diallo MT , Ndoye S , Bagalwa M , Agbor AM , Faye M. Prevalência de cárie dentária entre crianças em Kivu na República Democrática do Congo: Estudo retrospetivo realizado de 2009-2019. Rev Col Odonto-Stomatol Afr Chir Maxillo-Fac. 2022; 29,(1):24-29

3. Bahaya MR ,Diallo MT , Ndoye S , Kadimanche M , Faye M. Prevalência de cáries dentárias em crianças com 5,12 e 15 anos de idade em Kivu do Norte e do Sul na República Democrática do Congo: Estudo comparativo entre o Método CAO e o ICDAS. Dakar Med. 2022;67(1)

I. IDENTIFICAÇÃO E DADOS PESSOAIS

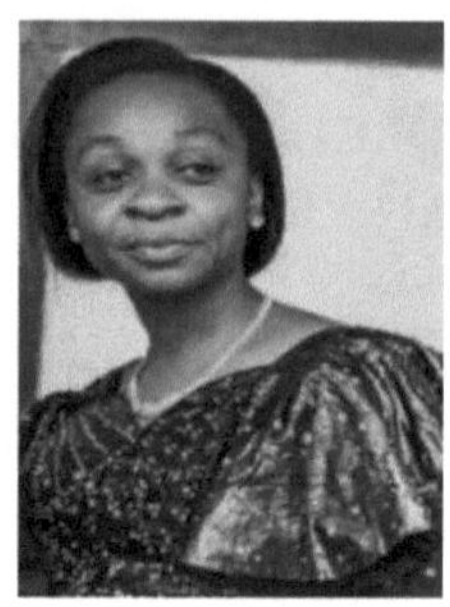

1. IDENTIDADE DO REQUERENTE

Nome: BAHAYA MULUZINYERE REINE

Sexo: FEMININO

Local de nascimento: BUKAVU

Data de nascimento: 07/06/1980

Nacionalidade: CONGOLAISE

Estado civil: CASADA, mãe de 3 filhos

Número do consultório dentário: 00862

Especialidade: ODONTOLOGIA PEDIÁTRICA

2. ENDEREÇO DO DOMICÍLIO

Avenida: Corniche n.o 24 Bairro: Muhumba

Distrito : IBANDA /Ville de Bukavu/ Province du Sud-Kivu/RD-Congo

3. ESTUDOS EFECTUADOS

2018-2022: Tese de doutoramento (PhD)/Odontologia Pediátrica em Universidade Cheikh Anta Diop, Dakar

2015-2018: Mestrado em Odontologia Pediátrica na Universidade Cheikh Anta Diop Diop de Dakar

2004-2010: Estudos de medicina/cirurgia dentária na Universidade Cheikh Anta Diop em Dakar

2000-2003: Estudos médicos na Universidade Católica de Bukavu/RD-Congo

1992-1999: Ensino secundário/ secção de Biologia e Química no Instituto Bwindi

1986-1992: Ensino primário na EP KASHUMO/ BAGIRA

4. EXPERIÊNCIA E EMPREGOS ANTERIORES

- Chefe do Departamento de Medicina Dentária do HGR PANZI

- Membro do Conselho de Administração da Fondation Panzi/RD-Congo

- Professor na Faculdade de Medicina da UEA

- Membro do Comité Científico da Cátedra Internacional Denis Mukwege

PUBLICAÇÕES

1. MR Bahaya, Bagalwa Mashimango, Agbor Ashu Michael, Pilipili Muhima Charles, Mushagalusa Nachigera, Karume Katcho, Faye Malick .CONTEÚDO DE FLUORETOS E MINERAIS NA ÁGUA POTÁVEL CONSUMIDA NAS PROVÍNCIAS DO SUL E DO NORTE, NO ORIENTE DA R.D. CONGO. Odonto Stomatologie Tropicale. 2021, 44(176): 33-44

2. Bahaya MR ,Diallo MT , Ndoye S , Bagalwa M , Agbor AM , Faye M. Prevalência de cárie dentária entre crianças em Kivu na República Democrática do Congo: Estudo retrospetivo realizado de 2009-2019. Rev Col Odonto-Stomatol Afr Chir Maxillo-Fac. 2022; 29,(1):24-29

3. Bahaya MR ,Diallo MT , Ndoye S , Kadimanche M , Faye M. Prevalência de cáries dentárias em crianças com 5,12 e 15 anos de idade em Kivu do Norte e do Sul na República Democrática do Congo: Estudo comparativo entre o Método CAO e o ICDAS. Dakar Med. 2022;67(1)

More
Books!

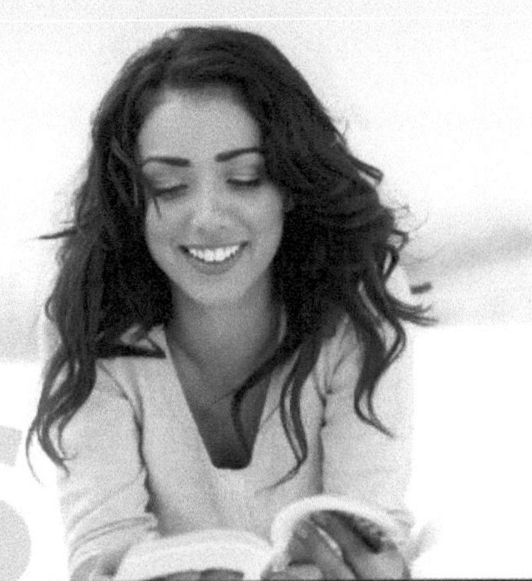

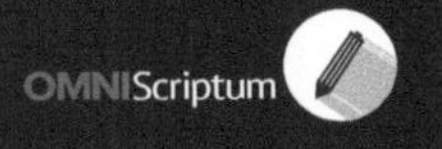

info@omniscriptum.com
www.omniscriptum.com
OMNIScriptum

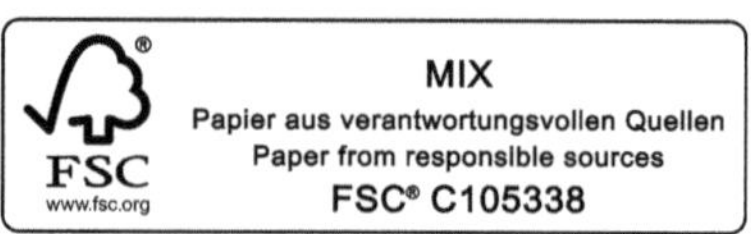

Printed by Books on Demand GmbH, Norderstedt / Germany